Annika Kuchenmeister

Machbarkeitsstudie von Dose Banding in der Onkologie

AF153243

Annika Kuchenmeister

Machbarkeitsstudie von Dose Banding in der Onkologie

Eine alternative Methode zur Dosierung von zytostatischen Wirkstoffen?

Reihe Realwissenschaften

Impressum / Imprint

Bibliografische Information der Deutschen Nationalbibliothek: Die Deutsche Nationalbibliothek verzeichnet diese Publikation in der Deutschen Nationalbibliografie; detaillierte bibliografische Daten sind im Internet über http://dnb.d-nb.de abrufbar.

Alle in diesem Buch genannten Marken und Produktnamen unterliegen warenzeichen-, marken- oder patentrechtlichem Schutz bzw. sind Warenzeichen oder eingetragene Warenzeichen der jeweiligen Inhaber. Die Wiedergabe von Marken, Produktnamen, Gebrauchsnamen, Handelsnamen, Warenbezeichnungen u.s.w. in diesem Werk berechtigt auch ohne besondere Kennzeichnung nicht zu der Annahme, dass solche Namen im Sinne der Warenzeichen- und Markenschutzgesetzgebung als frei zu betrachten wären und daher von jedermann benutzt werden dürften.

Bibliographic information published by the Deutsche Nationalbibliothek: The Deutsche Nationalbibliothek lists this publication in the Deutsche Nationalbibliografie; detailed bibliographic data are available in the Internet at http://dnb.d-nb.de.

Any brand names and product names mentioned in this book are subject to trademark, brand or patent protection and are trademarks or registered trademarks of their respective holders. The use of brand names, product names, common names, trade names, product descriptions etc. even without a particular marking in this works is in no way to be construed to mean that such names may be regarded as unrestricted in respect of trademark and brand protection legislation and could thus be used by anyone.

Coverbild / Cover image: www.ingimage.com

Verlag / Publisher:
AV Akademikerverlag
ist ein Imprint der / is a trademark of
OmniScriptum GmbH & Co. KG
Heinrich-Böcking-Str. 6-8, 66121 Saarbrücken, Deutschland / Germany
Email: info@akademikerverlag.de

Herstellung: siehe letzte Seite /
Printed at: see last page
ISBN: 978-3-639-47630-9

Inhaltsverzeichnis

1 Zusammenfassung...1

2 Einleitung 3

3 Material und Methoden...6

4 Ergebnisse..12

4.1 Stabilitätsdaten der Wirkstoffe..12

4.2 Allgemeine Patientencharakteristika 15

4.3 Wirkstoff Monographie und korrespondierende Verordnungsdaten....................17

5 Diskussion..36

5.1 Bewertung der Methodik 36

5.2 Bewertung der Ergebnisse...39

5.3 Fazit...44

6 Literaturverzeichnis...46

7 Anhang..49

7.1 Abkürzungsverzeichnis...49

1 Zusammenfassung

In der Onkologie werden die meisten Chemotherapeutika nach dem Körpergewicht oder nach der Körperoberfläche des Patienten dosiert. Inzwischen wird sowohl aus medizinischen als auch wirtschaftlichen Gründen über die Einführung von Dose Banding diskutiert.

Dose Banding bedeutet, dass zunächst Dosisbänder (Dosisbereiche) definiert werden und die Dosen an zytostatischen Wirkstoffen durch auf- oder abrunden an diese angepasst werden.[1]

Durch die Einführung von festen Dosisbereichen ist eine Vorproduktion von gebrauchsfertigen Chemotherapeutika möglich, womit Kosten gespart und Fehlerquellen bei der Herstellung minimiert werden.[2]

Die vorliegende Arbeit soll Aufschluss darüber geben, ob die Einführung von festen Dosisbereichen in der Onkologie lohnenswert ist. Dazu stand die Datenbank des Programms Zenzy[3] zur Verfügung, in der über 600.000 Verordnungsdaten von in der Apotheke des Universitätsklinikums Freiburg hergestellten Zytostatikazubereitungen gespeichert sind. Diese Daten sind für folgende acht Wirkstoffe über einen Zeitraum von zwei Jahren ausgewertet worden: Carboplatin, Cisplatin, Cyclophosphamid, Docetaxel, Doxorubicin, Ganciclovir, Irinotecan und Topotecan.

In einem ersten Schritt wurde überprüft, ob die physikalisch-chemische Stabilität dieser Wirkstoffe ausreichend hoch ist, um eine Chargenproduktion technisch möglich zu machen. Anschließend wurden die entsprechenden Zubereitungen der Wirkstoffe hinsichtlich ihrer Dosishäufigkeit analysiert. Das Resultat der Untersuchung wurde in Form von Histogrammen dargestellt, die die Häufigkeit an Verordnungen den einzelnen Dosisbändern zuordnet.

Zuletzt wurde überprüft, ob es einen Zusammenhang zwischen den diskreten Häufigkeitsmaxima und den zugrunde liegenden Diagnosen gibt. Hierzu wurden die Diagnosen in Gruppen nach dem Entstehungsort der Erkrankungen zusammengefasst und als Kreisdiagramme wiedergegeben.

Die Auswertung der Diagramme zeigte dann, dass für diese Wirkstoffe mit Ausnahme von Docetaxel und Irinotecan für bestimmte Dosisbereiche die Einführung von Dose Banding lohnenswert sein könnte.

Auf Basis dieser Daten kann aber keine endgültige Empfehlung für Dose Banding erteilt werden. Es stellt eine alternative Methode zur Dosierung von zytostatischen Wirkstoffen dar.

2 Einleitung

Eine aktuelle Studie zeigt, dass jedes Jahr in Deutschland 490.000 Menschen neu an Krebs erkranken und jährlich 218.000 an den Folgen sterben. Die häufigsten Krebsarten bei Männern sind Prostatakrebs und bei Frauen Brustkrebs.[4]

Zur Behandlung von Krebserkrankungen steht eine Reihe von Therapiemöglichkeiten zur Verfügung, die einzeln oder in Kombination eingesetzt werden können. Im Regelfall erfolgen diese chirurgisch, strahlentherapeutisch oder mit einer Chemotherapie. Letztere beeinflusst auf verschiedene Weise das Tumorwachstum und dessen Ausbreitung.[5]

Die Dosis der dabei zum Einsatz kommenden Chemotherapeutika wird individuell für jeden Patienten nach dessen Körpergewicht oder noch häufiger nach der Körperoberfläche berechnet. Dem zu Grunde liegt die empirische Beobachtung, dass die Körperoberfläche mit Organgröße und -funktion und dadurch auch mit der Clearance von Arzneimitteln korreliert.[6] Inzwischen ist diese Annahme für viele Zytostatika jedoch eher widerlegt als bewiesen worden. Nach dem derzeitigen Stand gibt es keine hinreichende Begründung dafür, weshalb Zytostatika Patienten individuell dosiert werden. Auch deshalb wird inzwischen sowohl aus medizinischen als auch aus wirtschaftlichen Gründen über die Einführung von festen Dosisbereichen (Dosisbändern) in der onkologischen Chemotherapie diskutiert. Bei der Dosierung von Antibiotika ist Dose Banding längst gängige Praxis geworden, warum also bei Zytostatika nicht auch?

Durch die Einführung von festen Dosisbereichen könnten Chemotherapeutika, die eine ausreichende Langzeitstabilität aufweisen, gebrauchsfertig als Infusionslösungen oder Spritzen im Voraus produziert werden. Die wichtigsten Vorteile die sich daraus ergeben sind, dass durch die Chargenproduktion Fehlerquellen bei der Herstellung minimiert und Kosten gespart werden können.

Im Rahmen dieser Bachelorarbeit soll geklärt werden, ob die Einführung von festen Dosisbereichen in der Onkologie sinnvoll ist oder ob die gängige Verordnungspraxis von Zytostatika eine so große Streuung von Dosen aufweist, dass dieser Ansatz unrealistisch erscheint.

Zunächst mussten dafür die Wirkstoffe identifiziert werden, bei denen eine ausreichende physikalisch-chemische Stabilität vorliegt, da ansonsten aufgrund fehlender Stabilität keine Chargenherstellung möglich ist. Physikalisch-chemische Stabilität bedeutet, dass der Wirkstoffgehalt des Arzneistoffes bis zum Haltbarkeitsdatum maximal um 10% abnehmen darf, wenn gleichzeitig keine pharmakologisch oder toxikologisch relevante Abbauprodukte auftreten.

Im nächsten Schritt sind für diese Wirkstoffe, die bereits innerhalb der Apotheke des Universitätsklinikums Freiburg zu Patienten individuellen Chemotherapeutika verarbeitet worden sind, die Dosisverteilungen zu analysieren. Dazu steht die Datenbank Zenzy (**Zen**trale **Zy**tostatikazubereitung) zur Verfügung, in der über 600.000 Verordnungsdaten gespeichert sind.

In dieser Arbeit sind die Verordnungsdaten folgender acht Wirkstoffe über einen Zeitraum von zwei Jahren ausgewertet worden: Carboplatin, Cisplatin, Cyclophosphamid, Docetaxel, Doxorubicin, Ganciclovir, Irinotecan und Topotecan. Diese Wirkstoffe wurden ausgewählt, da sie im Klinikum im Bereich der onkologischen Chemotherapie statistisch sehr häufig eingesetzt worden sind und sie außerdem über eine ausreichende physikalisch-chemische Stabilität verfügen.

Mit Ausnahme von Ganciclovir, das zur Gruppe der **Virustatika** gehört, sind alle diese Wirkstoffe **Zytostatika**.

Zytostatika sind CMR-Stoffe (Gefahrenstoffe), die als krebserzeugend (C = carcinogen), erbgutverändernd (M = mutagen) oder fortpflanzungsgefährdend (R = reproduktionstoxisch) gelten. Um die Gefährdung für die Mitarbeiter so gering wie möglich zu halten, erfolgt ihre Zubereitung aseptisch und zentral.

Tumorwachstum entsteht, wenn Zellen aufgrund von Schädigungen ihres DNA-Erbgutes fehlregulierte Genaktivität zum Ausdruck bringen. Durch die zytotoxischen Eigenschaften schädigen Zytostatika das Tumorgewebe und unterbinden so die Teilung und Vermehrung der entarteten Zellen. Die Wirkung ist dabei aber nicht tumorspezifisch, sondern es werden auch gesunde Zellen, vor allem sich proliferierende Zellen wie Haar- und Keimzellen angegriffen.

Die Zytostatika unterscheiden sich dabei in ihren Wirkmechanismen, gemeinsam ist ihnen aber, dass sie alle die Zellteilung bzw. das Zellwachstum hemmen.[7]

Virustatika sind Viren hemmende Mittel, die bei schwerwiegenden durch Viren verursachten Infektionskrankheiten eingesetzt werden. Die Vermehrung der Viren wird durch die Virustatika verhindert, indem diese zu verschiedenen Zeitpunkten in den viralen Lebenszyklus eingreifen. Ganciclovir verhindert das Eindringen des Virus in die Wirtszelle.[8]

Aufgrund der reproduktionstoxischen Wirkung von Ganciclovir wird diese Substanz ebenfalls zentral in der Apotheke zubereitet.

3 Material und Methoden

Anhand bekannter Stabilitätsdaten aus dem frei zugänglichen Nachschlagewerk Stabilis[9] und dem tabellarischen kostenpflichtigen Nachschlagewerk Krämer-Liste[10] ist zunächst für jeden Wirkstoff die genaue Haltbarkeitsdauer der Infusionslösung bestimmt worden. Dazu wurde eine Tabelle angelegt (siehe 4.1 Stabilitätsdaten der Wirkstoffe), in der für jeden Wirkstoff die maximale Haltbarkeitsdauer der Lösung angegeben ist. Daneben enthält die Tabelle Angaben zum Material, Lösungsmittel, Konzentration, Lichtschutz und Temperatur, auf die sich die Stabilitätsdaten beziehen. Stabilis ist eine Datenbank in der Stabilitäts- und Kompatibilitätsdaten von Parenteralia mit Literaturangaben zu finden sind. Die Krämer-Liste ist eine zusammenfassende Liste mit Stabilitätsdaten von Zytostatika ohne Quellenangaben.

Mit den Stabilitätsdaten aus Stabilis ist die Haltbarkeitsdauer der Infusionslösung ermittelt worden. Zunächst wurde in der Fachinformation[11] des jeweiligen Wirkstoffes die Konzentration nachgeschlagen, die zur Herstellung der Infusionslösung erforderlich ist. Die Angabe der Haltbarkeitsdauer ist von der Konzentration abhängig, deshalb musste die maximale Haltbarkeitsdauer nicht gleichzeitig auch der Haltbarkeitsdauer der fertigen Infusionslösung entsprechen. Stimmte die Konzentration der maximalen Haltbarkeitsdauer mit der der fertigen Infusionslösung überein, ist die Angabe in der Tabelle als Haltbarkeitsdauer verwendet worden. Stimmten die Konzentrationen nicht überein, wurde für diese Konzentration die Haltbarkeitsdauer aus Stabilis ermittelt und die Angabe in der Tabelle ergänzt.

Im nächsten Schritt wurde für jeden Wirkstoff eine Monographie angefertigt (siehe 4.2 Wirkstoff Monographie und korrespondierende Verordnungsdaten). In dieser ist zunächst die Wirkstoffklasse der Zytostatika bzw. Virustatika und die Strukturformel angegeben worden. Die Strukturformel wurde mit dem Programm ChemSketch[12]

6

erstellt. Des Weiteren enthält die Monographie eine Tabelle in der die Indikation, die Dosierung und die Dosis für den Standardpatienten angegeben sind. Diese Angaben konnten der Fachinformation des pharmazeutischen Wirkstoffes entnommen werden. Anhand der Dosierung ist für jede Indikation die Dosis für den Standardpatienten berechnet worden, wobei die Wirkstoffe individuell nach dem Körpergewicht oder der Körperoberfläche zu dosieren sind. Der Standardpatient hat ein Körpergewicht von 70 kg und eine Körperoberfläche von 1,7 m².

Die unterschiedlichen Dosen die sich daraus ergeben, sind dabei nicht nur durch die unterschiedlichen Körperoberflächen begründet, sondern haben ihre Ursachen auch in den Dosierungsempfehlungen der einzelnen Diagnosen, z.B. Carboplatin: 50 mg/m² bei Prostatakarzinomen und 100 mg/m² bei Mammakarzinomen. Die Monographie, die sich auf die Dosierungsvorschrift der Fachinformation stützt, dient dem späteren Vergleich mit der im Krankenhaus tatsächlichen verschriebenen Dosierung.

Als nächstes folgte die Auswertung der Verordnungsdaten mit der Datenbank des Programms Zenzy. Dies ist „ein Programm für die Organisation der Zytostatikaherstellung in Apotheken. Sämtliche bei einer Zytostatikazubereitung anfallenden Arbeiten, wie z.B. Eingabe einer Zytostatikaanforderung, Überprüfung der Anforderung auf Plausibilität und Richtigkeit, Planung der Herstellungen, Gestaltung und Ausdruck von Etiketten, Erstellen von Herstellungsvorschriften und Herstellungsprotokollen, Taxierung der Zubereitung und Ermitteln und Ausgabe von Medikamentenverbrauchslisten werden durch Zenzy unterstützt".[13]
Mit der Datenbanksprache SQL (Structured Query Language) erfolgte eine Abfrage der Daten für jeden Wirkstoff in dem Zeitraum vom 30.06.2010 - 30.06.2012. Die Resultate der Abfrage, insgesamt 23.849 Datensätze, wurden in eine Excel[14] Tabelle exportiert. Aus dieser wurden für jeden Wirkstoff die verabreichten Dosen in ein neues Tabellenblatt kopiert und mit einem Filter nach aufsteigender Dosis sortiert.

Des Weiteren enthält die Tabelle unter anderem Angaben zum Patienten, Dosierung, Dosis, Trägerlösung, Volumen, Applikationsart, Therapieprotokoll, Diagnose und Kosten.

Zur besseren Auswertung sind die Daten graphisch als Histogramme dargestellt worden. Dazu mussten die Dosen zunächst in Klassen eingeteilt werden. Die Einteilung der Klassen erfolgte je nach Wirkstoff und den üblicherweise verabreichten Dosen in Schritten von 0.2 mg, 5 mg, 10 mg oder 100 mg. Mit einer Datenanalyse in Excel sind den Dosen die entsprechenden Klassen zugeordnet und anschließend als Histogramme abgebildet worden. Klassen denen keine Dosen zugeordnet werden konnten, sind aufgrund der Übersichtlichkeit aus dem Histogramm gelöscht worden. Die Abszissenachse zeigt die Höhe der Dosis in mg an, die Ordinatenachse die Häufigkeit der Verabreichung der verschiedenen Dosen.

Anschließend schloss sich die nähere Betrachtung der Histogramme an. Dafür ist zunächst das Dosis Maximum bestimmt worden. Die generell akzeptierte Toleranzgrenze zur Dosierung von Arzneistoffen beträgt +/-5%.[15] Aufgrund dessen ist das Maximum um diese Toleranzgrenze erweitert worden und die dazugehörigen Dosen wurden entsprechend grau unterlegt.

Dieses führte zur Einteilung des Histogramms in drei Abschnitte: in das Maximum und die Bereiche links und rechts des Maximums.

In jedem Bereich sind den verabreichten Dosen ihre Diagnosen zugeordnet worden. Diese Information konnte der Excel Tabelle aus Zenzy entnommen werden. Mit einem Filter wurden die Dosen des jeweiligen Bereiches ausgewählt und die dazugehörigen Diagnosen mit angezeigt. Im folgenden musste jede Diagnose einzeln ausgewählt und die Summe der Verabreichungen errechnet werden. Für jeden der drei Bereiche ist ein eigenes Tabellenblatt angelegt worden, in dem die Diagnose und die Summe der Verabreichungen steht. Die Gesamtzahl der Diagnosen ist ermittelt und durch Division mit der Anzahl der Einzeldiagnosen der prozentuale Anteil für jede

Diagnose einzeln bestimmt worden.

Die Darstellung der Diagnosen erfolgte in Form eines Kreisdiagramms. Aufgrund der Vielzahl der Einzeldiagnosen mussten diese in Hauptgruppen zusammengefasst werden. Diese sind nach dem Entstehungsort der onkologischen bzw. entzündlichen Erkrankungen im Körper eingeteilt worden. Für jede Gruppe musste der prozentuale Anteil am Kreisdiagramm errechnet werden. Dafür wurden die zuvor ermittelten prozentualen Anteile der Diagnosen in jeder Gruppe summiert und als Kreisdiagramme dargestellt.

Diese Vorgehensweise erfolgte für jeden Bereich, sodass am Ende pro Wirkstoff ein Kreisdiagramm für den Bereich links des Maximums, eins für das Maximum und eins für den Bereich rechts des Maximums entstand. Zu jedem Kreisdiagramm ist die Anzahl der verwendeten Daten, die Prozentzahl am Datensatz sowie der Dosisbereich angegeben. Die Anzahl der verwendeten Daten entspricht der Gesamtzahl der Diagnosen der drei Bereiche. Die Prozentzahl am Datensatz wurde errechnet, indem die Gesamtzahl der Diagnosen eines Bereiches summiert und durch die Anzahl der verwendeten Daten dividiert worden ist.

Es wurden folgende Hauptgruppen (mit dazugehörigen Diagnosen) gebildet:

Material und Methoden

Hauptgruppe	Unterdiagnosen
Abdominalbereich:	- Adenokarziom des Kolon, Magen und Rectum
	- Chronisch-entzündliche Darmerkrankungen, Colitis ulcerosa, Glomerulo nephritis, Hepatoblastom, IgA-Nephritis, Karzinoid, Leber- und Nierentransplantation, Nephroblastom, Nephrotisches Syndrom, Peritonealkarzinose, Phäochromozytom, Pseudomyxoma peritonei
	- Anal-, Blasen-, Blinddarm-, Cholangiozelluläres-, Dünndarm-, Gallen-, Harnblasen-, Kardia-, Kolon-, Kolorectales-, Leberzell-, Magen-, Nebennieren-, Pankreas-, Papillen-, Pertioneal-, Rectum-, Sigma- und Urothelkarzinom
Andrologie:	- Hoden-, Keimzell- und Prostatakarzinom
Atmungsorgan:	- Adenokarzinom der Lunge, alveoläre Pneumonie, Alveolitis, Lungenfibrose, Lungentransplantation, Morbus Ormond, Pancoast-Tumor, Pleuramesotheliom
	- Bronchial-, kleinzelliges- und nichtkleinzelliges Bronchialkarzinom
Blutsystem:	- Aplastische Anämie, Autoimmunhämolytische Anämie, Blastic plasmacytoid dendritic cell neoplasm, Churg-Strauss Syndrom, Gammopathie, Hämangiosarkom, Hämolyse, Hemmkörperhämophilie, Herztransplantation, Kapillarlecksyndrom, Mobilisierung von Blutstammzellen, Morbus Waldenström und Wegener, multiples Myelom, Myelodysplastisches Syndrom, Myeloproliferatives Syndrom, Schwere Aplastische Anämie, Systemischer Lupus erythematodes,Vaskulitis
	- Akute/ Chronische lymphatische und myeloische-, Haarzell- und Juvenile myelomonozytäre Leukämie
Erkrankung des Bewegungsapparat:	- Arthritis, Myasthenia gravis, Myelitis, Osteomyelofibrose, Polyarthritis, Sarkoidose
	- Angio-, Ewing-, Fibro-, Leiomyo-, Osteo-, Rhabdomyo-, Synovial- und Weichteilsarkom
Gynäkologie:	- Karzinosarkom
	- Cervix-, Chorion-, Corpus-, Endometrium-, Granulosazell-, Keimzell-, Mamma-, Ovarial-, Uterus-, Tuben- und Vaginalkarzinom
Haut:	- bullösen Pemphigoid, Melanom, Merkelzelltumor, Pemphigus vulgaris, Plattenepithelkarzinom, Sklerodermie

Hauptgruppe	Unterdiagnosen
Kopf-Hals Bereich:	- Adenokarzinom Ösophagus, Ästhesioneuroblastom, Astrozytom, Enzephalitis, Ependymom, Gehirnkrebs, Glioblastom, Medulloblastom, Meningitis, Optikus-gliom, Retinoblastom, Rhabdoider Tumor - Anaplatstisch großzelliges-, Burkitt-, Diffus großzelliges B-Zell-, Hodgkin-, Mantelzell-, Marginalzonen-, natürliche Killerzellen- und Non- Hodgkin-Lymphom - Gaumen-, Hypopharynx-, Kopf-Hals-, Larynx-, Meningitis-, Mundboden-, Nasen-nebenhöhlen-, Nasopharynx-, Oropharynx-, Ösophagus-, Parotis-, Schilddrüsen-, Thymus-, Tonsillen-, Tracheal-, Wangen-, Zungengrund- und Zungenrandkarzinom
neurodegenerative Erkrankungen:	- Chronisch inflammatorische demyelinisierende Polyneuropathie, Multiple Sklerose, Neuroblastom
Virus:	- AIDS, Cytomegalievirus, Epstein-Barr-Virus, Humanes Herpesvirus 6
Sonstige:	- Adenokarzinom, Goodpasture-Syndrom, Insulin-potenzierte Therapie, Kaposi-Sarkom, Karzinom mit unbekanntem Primärtumor, nicht übliche Protokolle, Siegelringkarzinom

In der Hauptgruppe Sonstige sind die Diagnosen aufgelistet, bei denen der Entstehungsort der onkologischen bzw. entzündlichen Erkrankungen im Körper nicht eingegrenzt werden konnte. Außerdem sind an dieser Stelle auch nicht übliche Protokolle angegeben, was bedeutet, dass in diesem Fall die Angabe einer konkreten Diagnose fehlte oder die Verabreichung erfolgte im Rahmen einer klinischen Studie.

4 Ergebnisse

4.1 Stabilitätsdaten der Wirkstoffe

In dieser Tabelle ist für jeden Wirkstoff die maximale Haltbarkeitsdauer der Lösung bezogen auf Material, Lösungsmittel, Konzentration, Lichtschutz und Temperatur angegeben.

Anhand der Stabilitätsdaten aus Stabilis wurde die Haltbarkeitsdauer der Infusionslösung ermittelt. Zunächst wurde in der Fachinformation des jeweiligen Wirkstoffes die Konzentration nachgeschlagen, die zur Herstellung der Infusionslösung erforderlich ist. Die Angabe der Haltbarkeitsdauer ist von der Konzentration abhängig, deshalb musste die maximale Haltbarkeitsdauer nicht gleichzeitig auch der Haltbarkeitsdauer der fertigen Infusionslösung entsprechen. Die Haltbarkeitsdauer der fertig zubereiteten Infusionslösung ist fett unterlegt und beträgt mindestens 7 Tage und höchstens 365 Tage.

WS		Dauer	Behälter	LM	Konz.	Konz. laut Fachin-formation	Ls.	Temp.
Carboplatin	Stabilis	84 Tage [16]	PVC	5% Glucose	2.15 mg/ml		Ja	4 °C
			PP	5% Glucose	0.7 mg/ml o. 2.15 mg/ml		Ja	4 °C
		21 Tage [17]	PVC	5% Glucose	0.5 mg/ml o. 4 mg/ml	0.5 mg/ml	Ja	4 °C o. 25 °C
	Krämer-Liste	28 Tage	EVA PE PP PVC Polyiso-pren	5% Glucose	10 mg/ml		Ja	2-8 °C o. RT
Cisplatin	Stabilis	**28 Tage** [18,19,20]	PVC	0,9% NaCl	0.1 mg/ml o. 0.4 mg/ml		k.A	25 °C
			PP	k.A.	0.5 mg/ml	0.5 mg/ml	k.A	25 °C
			EVA	0,9% NaCl	0.5 mg/ml o. 0.9 mg/ml		k.A	22 °C o. 35 °C

WS		Dauer	Behälter	LM	Konz.	Konz. laut Fachin- formation	Ls.	Temp.
	Krämer-Liste	28 Tage	EVA PE PP PVC Polyiso-pren	0,9% NaCl	0.5 mg/ml		Ja	2-8 °C o. RT
Cyclophos-phamid	Stabilis	30 Tage [21]	PVC	0,9% NaCl o. 5% Glucose	10 mg/ml		Ja	4 °C
		7 Tage [22]	PVC	0,9% NaCl	1 mg/ml	1 mg/ml	Ja	25 °C
			Glas PVC	0,9% NaCl o. 5% Glucose	1 mg/ml		Ja	4 °C
	Krämer-Liste	28 Tage	PE PP PVC Polyiso-pren	0,9% NaCl o. 5% Glucose	20.0 mg/ml		Ja	2-8 °C
Docetaxel	Stabilis	56 Tage [23]	POF	0,9% NaCl o. 5% Glucose	0.3 mg/ml o. 0.7 mg/ml	0.74 mg/ml nicht überschreiten	Ja	2-8 °C o. 35 °C
	Krämer-Liste	28 Tage	PE PP	0,9% NaCl o. 5% Glucose	10 mg/ml		Ja	2-8 °C o. RT
Doxorubicin HCl	Stabilis	180 Tage [24]	Glas	Wasser zur Injektion	2.0 mg/ml		Ja	4 °C
		28 Tage [25]	Glas PE PP PVC	0,9% NaCl o. 5% Glucose	0.1 mg/ml o. 1 mg/ml	0.05 mg/ml - 0.5 mg/ml	Ja	2-8 °C
	Krämer-Liste	28 Tage	EVA PE PP PVC Polyiso-pren	0,9% NaCl o. 5% Glucose	2.0 mg/ml		Ja	2-8 °C o. RT
Ganciclovir Natrium	Stabilis	365 Tage [26]	PP	0,9% NaCl	0.28 mg/ml o. 1.4 mg/ml	10 mg/ml nicht überschreiten	Ja	-20 °C
			PVC	0,9% NaCl	1.4 mg/ml o. 7.0 mg/ml			-20 °C

WS		Dauer	Behälter	LM	Konz.	Konz. laut Fachinformation	Ls.	Temp.
	Krämer-Liste	28 Tage	(PE) PP PVC Polyisopren	0,9% NaCl o. 5% Glucose	50 mg/ml		Ja	2-8 °C o. RT
Irinotecan	Stabilis	84 Tage [27]	PP	0,9% NaCl o. 5% Glucose	0.4 mg/ml - 2.8 mg/ml	1 mg/ml	k.A.	2-8 °C o. 5-25 °C
	Krämer-Liste	28 Tage	(PE) (PP) PVC	0,9% NaCl o. 5% Glucose	20 mg/ml		Ja	2-8 °C o. RT
Topotecan	Stabilis	28 Tage [28,29,30]	Glas	Wasser zur Injektion	1 mg/ml		Ja	2-8 °C o. 25 °C
			PVC	0,9% NaCl o. 5% Glucose	0.025 mg/ml o. 0.05 mg/ml	0.025 mg/ml-0.05 mg/ml	Ja	4 °C o. 25 °C
			PVC o. Elastomer	0,9% NaCl o. 5% Glucose	0.01 mg/ml - 0.05 mg/ml		Ja	2-8 °C o. 25 °C
	Krämer-Liste	28 Tage	PE PP PVC	0,9% NaCl o. 5% Glucose	1 mg/ml		Ja	2-8 °C o. RT

4.2 Allgemeine Patientencharakteristika

Die Verordnungsdaten der folgenden acht Wirkstoffe sind für den Zeitraum vom 30.06.2010 - 30.06.2012 ausgewertet worden: Carboplatin, Cisplatin, Cyclophosphamid, Docetaxel, Doxorubicin, Ganciclovir, Irinotecan und Topotecan.

Für die Auswertung wurden insgesamt 23.849 Datensätze analysiert. Das abgebildete Histogramm gibt die Anzahl der verordneten Therapien für jeden einzelnen Wirkstoff wieder.

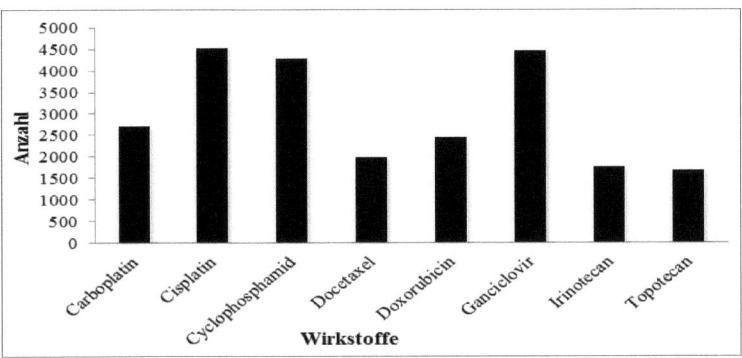

Die Dosis an Wirkstoff die bei der Behandlung zum Einsatz kommt, wird individuell für jeden Patienten nach dessen Körpergewicht oder noch häufiger nach der Körperoberfläche berechnet. Carboplatin wird als Ausnahme bei eingeschränkter Nierenfunktion nach einem angestrebten AUC-Wert (Area under the curve) dosiert.

Die nachfolgenden Histogramme geben die Verteilung des Körpergewichts und der Körperoberfläche wieder. Der Standardpatient hat ein Körpergewicht von 70 kg und eine Körperoberfläche von 1,7 m².

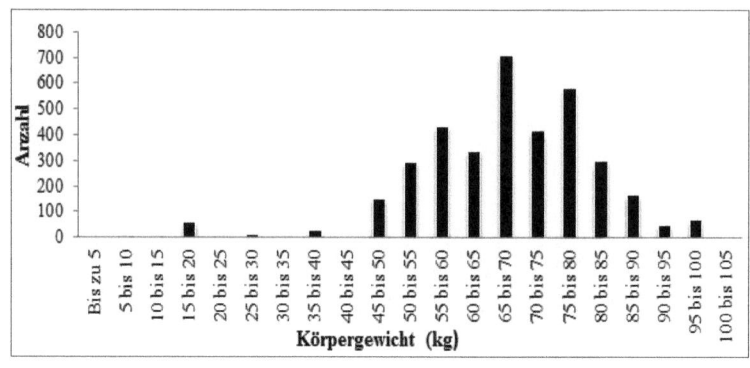

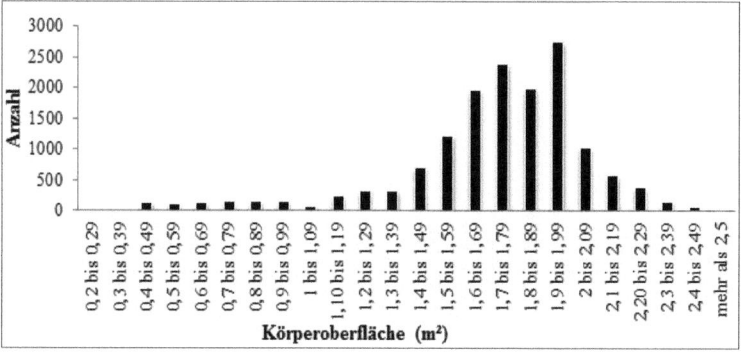

Das folgende Histogramm gibt die Altersverteilung der onkologisch erkrankten Patienten wieder.

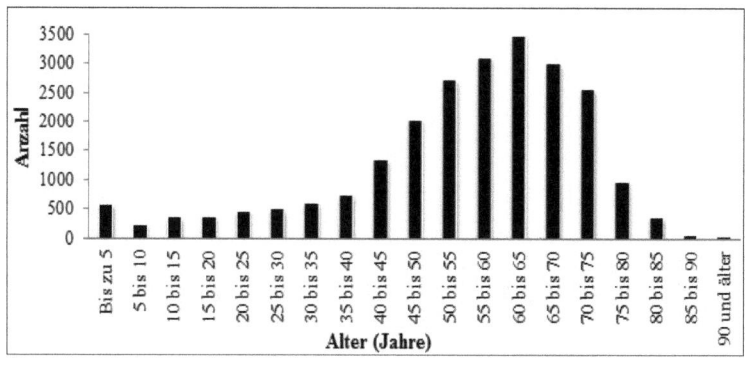

4.3 Wirkstoff Monographie und korrespondierende Verordnungsdaten

Auf den nächsten Seiten erfolgt die Darstellung der Ergebnisse für jeden Wirkstoff. Diese sind jeweils in zwei Teilbereiche gegliedert:

Im ersten Teil ist die Wirkstoffmonographie dargestellt, wobei zunächst die Wirkstoffklasse der Zytostatika bzw. Virostatikum und die Strukturformel angegeben ist.

Des Weiteren enthält die Monographie eine Tabelle in der die Indikation, die Dosierung und die Dosis für den Standardpatienten angegeben sind. Zur Berechnung der Dosis für den Standardpatienten wurde eine Körpergewicht von 70 kg und eine Körperoberfläche von 1,7 m² angenommen.

Im zweiten Teil finden sich die korrespondierenden Verordnungsdaten aus Zenzy. Hierbei ist das Ergebnis der Auswertung ein Histogramm, in dem auf der Abszissenachse die Höhe der Dosis in mg und auf der Ordinatenachse die Häufigkeit der Verabreichungen der verschiedenen Dosen dargestellt sind.

Das Kreisdiagramm, beschreibt die Inhalte des Histogramms näher. Dazu wurden den verabreichten Dosen die entsprechenden Diagnosen zugeordnet. Die Diagnosen sind in Gruppen nach dem Entstehungsort der onkologischen bzw. entzündlichen Erkrankungen im Körper zusammengefasst und als Kreisdiagramme dargestellt worden. Zu jedem Kreisdiagramm ist die Anzahl der verwendeten Daten, die Prozentzahl am Datensatz sowie der Dosisbereich angegeben.

Carboplatin		
Gruppe: Alkylantien		

Indikation	**Dosierung**	**Dosis für Standardpatient**
Fortgeschrittene epitheliale Ovarialkarzinome, Kleinzellige Bronchialkarzinome	**Normale Nierenfunktion** (Cl_{Kr} > 60 ml/min): 400 mg/m² **Eingeschränkte Nierenfunktion:** Calvert-Formel Dosis (mg) = angestrebter AUC-Wert (mg/ml × min) × [GFR ml/min + 25]	680 mg

Carboplatin wird bei eingeschränkter Nierenfunktion nicht mehr nach der Körperoberfläche dosiert, sondern nach einem angestrebten AUC-Wert. AUC bezeichnet die Fläche unter der Konzentrations-Zeit-Kurve eines Wirkstoffes im Blut.

Die Dosis an Wirkstoff wird dann nach der in der Tabelle genannten Calvert-Formel berechnet. Zur Berechnung wird die GFR (Glomeruläre Filtrationsrate) und ein angestrebter AUC-Wert benötigt. Letzterer kann in der Fachinformation nachgelesen werden.

Die folgenden Histogramme geben die Verteilung des angestrebten AUC-Wertes und der GFR wieder. Aus diesen Angaben lässt sich die Dosis an Wirkstoff berechnen.

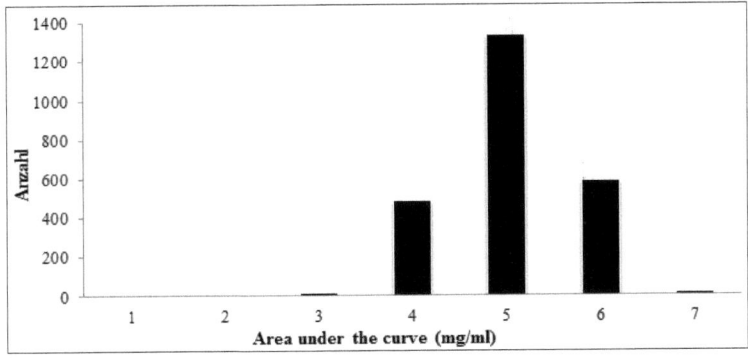

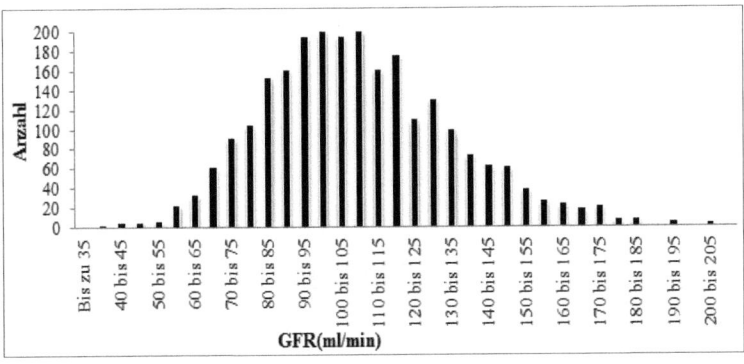

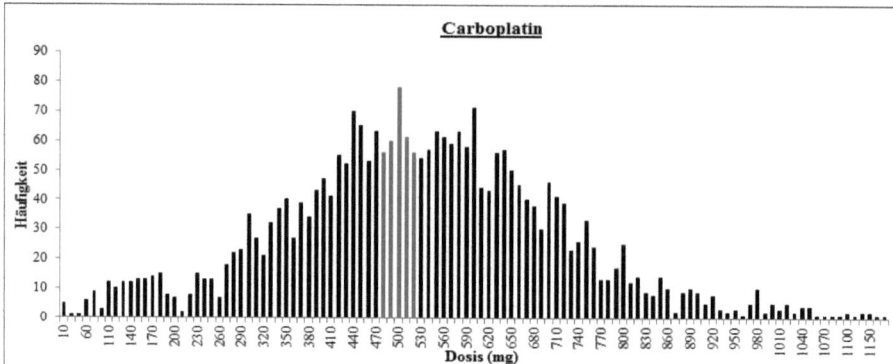

Die Abszissenachse zeigt die Höhe der Dosis in mg an, die Ordinatenachse die Häufigkeit der Verabreichung der verschiedenen Dosen. Das Dosis Maximum und zusätzlich +/- 5% der Dosen sind grauunterlegt. Zur Auswertung des Histogramms erfolgte eine Gliederung in drei Abschnitte: in das Maximum und die Bereiche links und rechts des Maximums.

In jedem Bereich wurden den Dosen die entsprechenden Diagnosen zugeordnet. Die Diagnosen sind in Gruppen nach dem Entstehungsort der onkologischen bzw. entzündlichen Erkrankungen im Körper zusammengefasst und als Kreisdiagramme dargestellt worden.

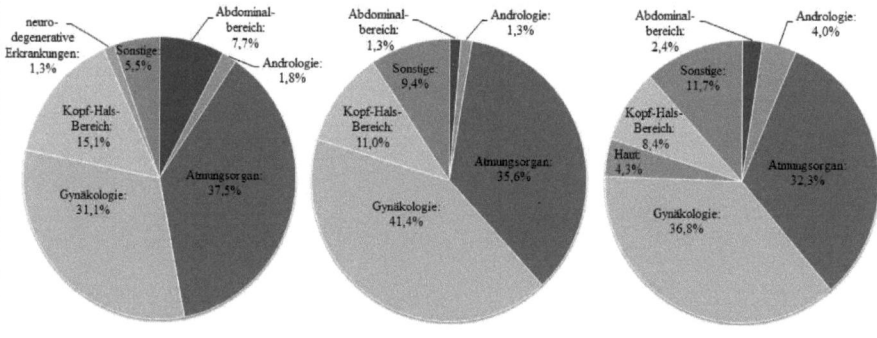

Daten: 1068

Anteil am Datensatz: 39,3%

Dosisbereich: 10 mg - 470 mg

Daten: 309

Anteil am Datensatz: 11,4%

Dosisbereich: 480 mg - 530 mg

Daten: 1338

Anteil am Datensatz: 49,3%

Dosisbereich: 540 mg - 1210mg

Das linke Kreisdiagramm entspricht dem Bereich links des Maximums, das mittlere dem Maximum und das rechte dem Bereich rechts des Maximums. Zu jedem Kreisdiagramm ist die Anzahl der verwendeten Daten, die Prozentzahl am Datensatz sowie der Dosisbereich angegeben.

Das Histogramm von Carboplatin zeigt eine Gauß-Verteilung, die sich dadurch erklären lässt, dass der Wirkstoff als Ausnahme vorwiegend nach AUC (Area under the curve) dosiert wird. Es ist eine klare Häufung der Daten im Dosisbereich von 440 mg bis 600 mg erkennbar.

Das Maximum liegt zwischen 480 mg und 530 mg. Diesem Dosisbereich ist keine bestimmte Indikation zuzuordnen, aber es ist ein Trend bei gynäkologischen (41,4%) Erkrankungen zu erkennen.

Gruppe: Alkylantien	**Cisplatin**	
	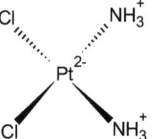	

Indikation	Dosierung	Dosis für Standardpatient
Hodentumore	20 mg/m²	34 mg
Adjuvante und neoadjuvante Therapie von Osteosarkomen	40 mg/m²	68 mg
Metastasierende und lokal rezidivierende Endometriumkarzinome	in Kombination mit Doxorubicin: 50 mg/m²	85 mg
	60 mg/m²	102 mg
Zervixkarzinome (bei Lokalrezidiven oder Fernmetastasierung)	50 - 75 mg/m²	85 mg - 127,5 mg
Fortgeschrittene nicht-kleinzellige Bronchialkarzinome	MIC-Protokolls (Mitomycin C, Ifosfamid, Cisplatin, [Mesna]): 50 mg/m²	85 mg
	in Kombination mit Docetaxel: 75 mg/m²	127,5 mg
	in Kombination mit Paclitaxel und Vinorelbin: 80 mg/m²	136 mg
	in Kombination mit Etoposid und Gemcitabin: 100 mg/m²	170 mg
Fortgeschrittene Harnblasenkarzinome	70 mg/m²	119 mg
Fortgeschrittene epitheliale Ovarialkarzinome	75 mg/m²	127,5 mg
Plattenepithelkarzinome des Kopf-Hals-Bereiches:	75 mg/m² bzw. 100 mg/m²	127,5 mg bzw. 170 mg
- bei Lokalrezidiven und Fern- metastasierung	100 mg/m²	170 mg
Kleinzellige Bronchialkarzinome	80 mg/m²	136 mg
Fortgeschrittene Ösophaguskarzinome	100 mg/m²	170 mg

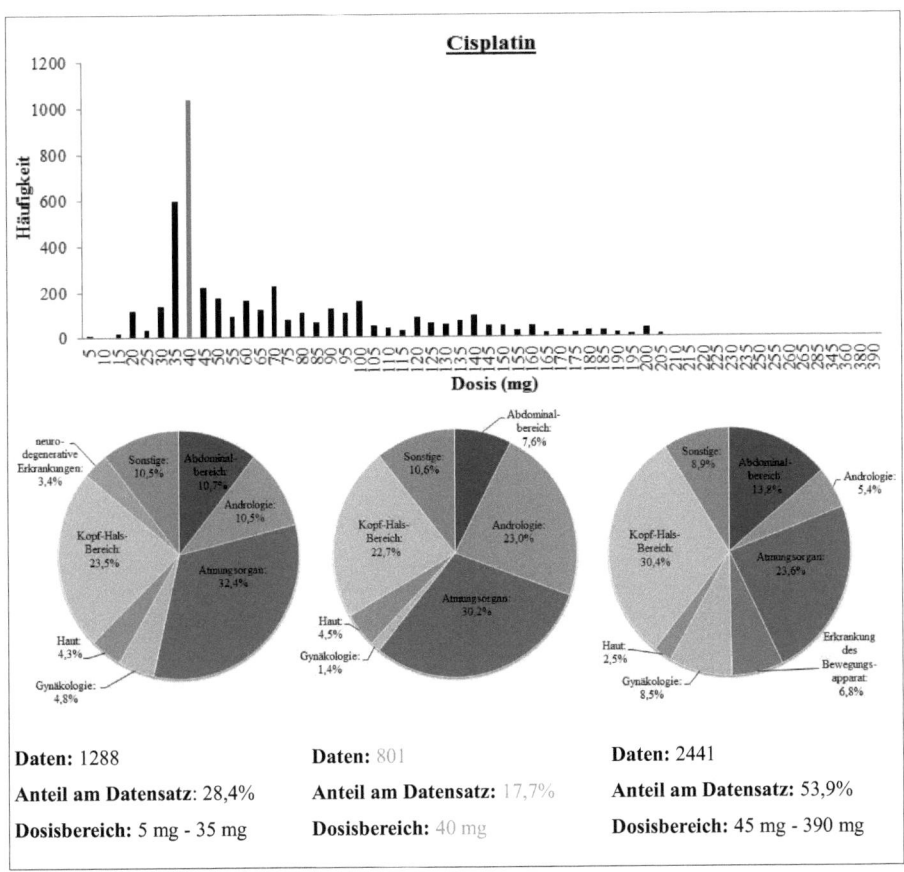

Daten: 1288

Anteil am Datensatz: 28,4%

Dosisbereich: 5 mg - 35 mg

Daten: 801

Anteil am Datensatz: 17,7%

Dosisbereich: 40 mg

Daten: 2441

Anteil am Datensatz: 53,9%

Dosisbereich: 45 mg - 390 mg

Das Histogramm von Cisplatin weist ein deutlich sichtbares Maximum bei 40 mg auf. Im Vergleich dazu, sind die anderen Dosen relativ wenig verabreicht worden, mit Ausnahme von 35 mg.

Das Dosis Maximum lässt sich keiner bestimmten Indikation zuordnen. Tendenziell zeigt sich eine Indikation bei Erkrankungen der Atmungsorgane (30,2%).

Gruppe: Alkylantien	**Cyclophosphamid**	

Indikation	Dosierung	Dosis für Standardpatient
Chronischer lymphatischer Leukämie	in Kombination mit Vincristin und Prednison: 400 mg/m² oder 600 mg/m²	680 mg oder 1020 mg
Plasmozytome	in Kombination mit Melphalan, Carmustin, Vincristin, und Prednison: 400 mg/m²	680 mg
	in Kombination mit Prednison: 1000 mg/m²	1700 mg
Ewing-Sarkomen	in Kombination mit Vincristin, Doxorubicin und Actinomycin D: 500 mg/m²	850 mg
Mammakarzinome	in Kombination mit Doxorubicin und 5-Fluorouracil: 500 mg/m²	850 mg
	in Kombination mit Methotrextat und 5-Fluorouracil: 600 mg/m²	1020 mg
Fortgeschrittene Ovarialkarzinome	in Kombination mit Carboplatin: 500 - 600 mg/m²	850 mg - 1020 mg
	in Kombination mit Cisplatin: 750 mg/m²	1275 mg
Osteosarkomen	in Kombination mit Bleomycin, Actinomycin D, Doxorubicin, Cisplatin und Methotrexat: 600mg/m²	1020 mg
Neuroblastome	in Kombination mit Vincristin, Cisplatin und Teniposid: 600 mg/ m²	1020 mg
Non-Hodgkin-Lymphome	niedrigem Malignitätsgrad: 600 mg/m² - 900 mg/m²	1020 mg -1530mg
	intermediärem oder hohem Malignitätsgrad: 750 mg/m²	1275 mg
Morbus Hodgkin	in Kombination mit Vincristin, Procarbazin und Prednison: 650 mg/m²	1105 mg
Akuter lymphatischer Leukämie	650 mg/m²	1105 mg
Kleinzellige Bronchialkarzinome	in Kombination mit Doxorubicin: 1000 mg/m²	1700 mg
allogene Knochenmarktransplantation	bei schwerer aplastischer Anämien: 50 mg/kg	3500 mg
	bei Chronischer myeloischer Leukämie, Akuter myeloischer und lymphatischer Leukämie: 60 mg/kg	4200 mg

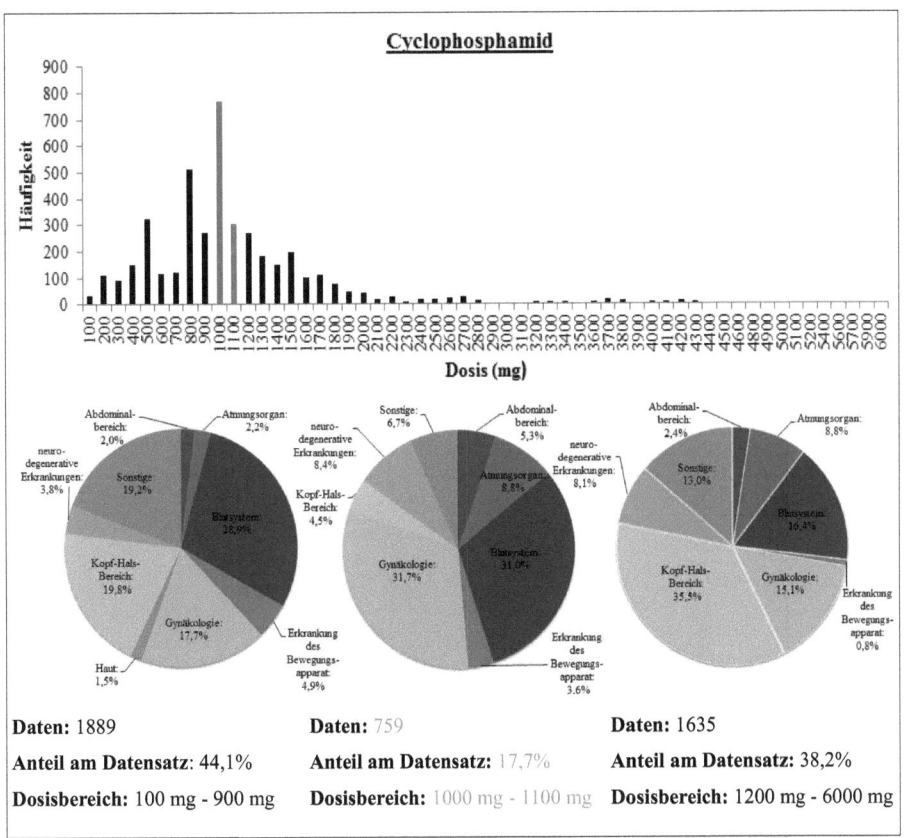

Daten: 1889

Anteil am Datensatz: 44,1%

Dosisbereich: 100 mg - 900 mg

Daten: 759

Anteil am Datensatz: 17,7%

Dosisbereich: 1000 mg - 1100 mg

Daten: 1635

Anteil am Datensatz: 38,2%

Dosisbereich: 1200 mg - 6000 mg

Das Histogramm von Cyclophosphamid weist ein Maximum zwischen 1000 mg und 1100 mg auf. Obwohl die Dosierung sehr breit gefächert ist, zeigt sich eine klare Häufung der Daten im Dosisbereich von 200 mg bis 1700 mg.

Den Dosen des Maximums ist keine eindeutige Indikation zuzuordnen. Anteilsmäßig gleich vertreten sind die Indikationen bei Erkrankungen des Blutsystems (31,0%) sowie bei gynäkologischen (31,7%) Erkrankungen.

Docetaxel		
Gruppe: Taxane		

Indikation	Dosierung	Dosis für Standardpatient
Nicht-kleinzellige Bronchialkarzinome	75 mg/m²	127,5 mg
Prostatakarzinome	75 mg/m²	127,5 mg
Adenokarzinome des Magen	75 mg/m²	127,5 mg
Kopf-Hals-Karzinome	75 mg/m²	127,5 mg
Mammakarzinome	in Kombination mit oder ohne Capecitabin: 75 mg/m²	127,5 mg
	in Kombination mit Trastuzumab: 100 mg/m²	170 mg
- bei lokal fortgeschrittene oder	in Kombination mit Doxorubicin bei nicht vorbehandelter Patientinnen: 75 mg/m²	127,5 mg
metastasierende	100 mg/m²	170 mg

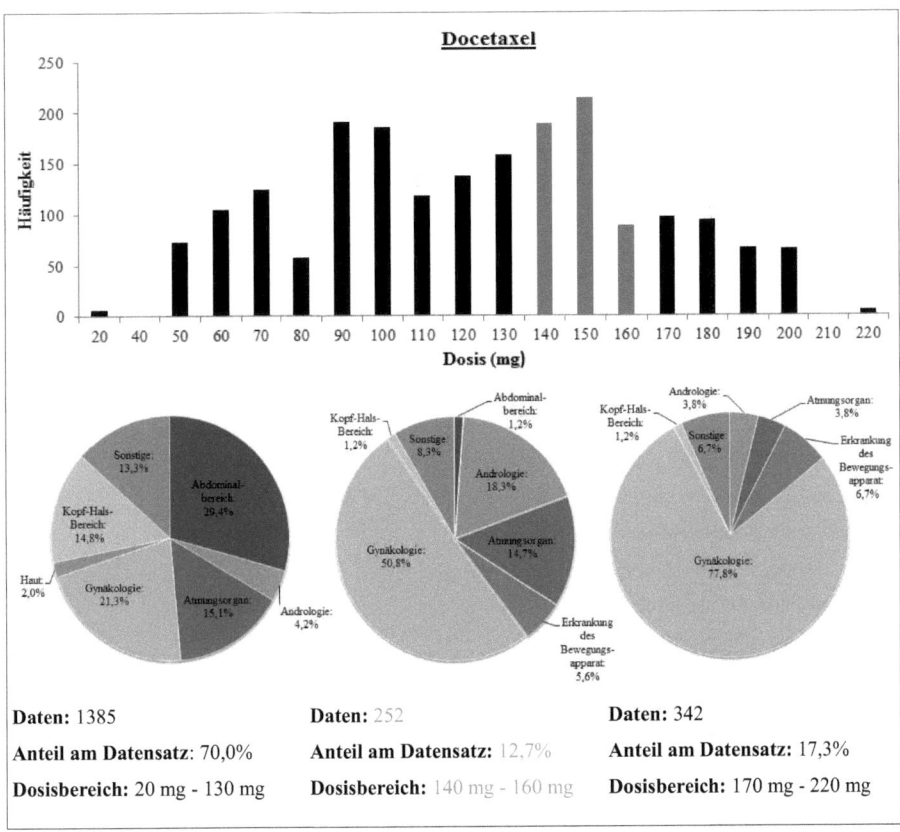

Das Histogramm von Docetaxel lässt ein Maximum zwischen 140 mg und 160 mg erkennen. Jedoch ist dieses nicht sehr ausgeprägt, da die Dosierung sehr eng und gleichmäßig verteilt ist.

Dem Dosisbereich des Maximums ist eine eindeutige Indikation bei gynäkologischen (50,8%) Erkrankungen zuordbar.

Doxorubicin

Gruppe: Interkalantien

Indikation	Dosierung	Dosis für Standardpatient
Mammakarzinome, neoadjuvante und adjuvante Therapie des Osteosarkomen, fortgeschrittene Weichteilsarkomen,	in Kombination mit anderen Zytostatika: 30 - 60 mg/m²	51 mg - 102 mg
Kleinzellige Bronchialkarzinome, Lymphadenopathie und hochmaligne Non-Hodgkin-Lymphome, Akuter lymphatischer und myeloischer Leukämie, fortgeschrittene multiples Myelome, fortgeschrittene oder rezidivierte Endometriumkarzinome, fortgeschrittene und anaplastische Schilddrüsenkarzinome, lokal fortgeschrittene oder metastasierte Harnblasenkarzinome, rezidivierte Ovarialkarzinome, Wilms-Tumore, fortgeschrittene Neuroblastome	60 - 75 mg/m²	102 mg - 127,5 mg

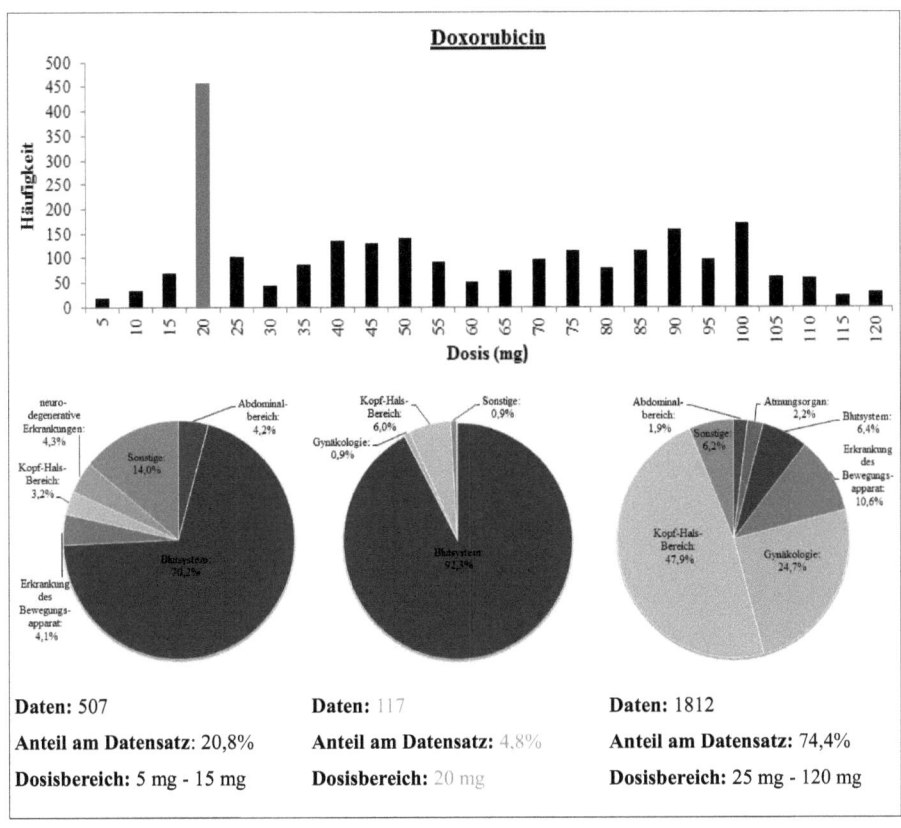

Daten: 507

Anteil am Datensatz: 20,8%

Dosisbereich: 5 mg - 15 mg

Daten: 117

Anteil am Datensatz: 4,8%

Dosisbereich: 20 mg

Daten: 1812

Anteil am Datensatz: 74,4%

Dosisbereich: 25 mg - 120 mg

Das Histogramm von Doxorubicin zeigt ein erkennbares Maximum bei 20 mg. Im Vergleich zu den anderen Dosen, wurde diese Dosis besonders häufig verabreicht und sticht hervor.

Der Dosis des Maximum ist eine eindeutige Indikation bei Erkrankungen des Blutsystems (92,3%) zuzuordnen.

Ganciclovir
Gruppe: Nucleosid-Analoga (Virustatika)

Indikation	Dosierung	Dosis für Standardpatient
- lebens- bzw. augenlichtbedrohenden Infektionen mit Cytomegalievirus	**Erhaltungsdosis:** 5 mg/kg oder 6 mg/kg	350 mg oder 420 mg
- bei erworbener Immunschwäche (AIDS) bzw. medikamentöser Immunsuppression (Organverpflanzung)	**Initialdosis:** 10 mg/kg	700 mg

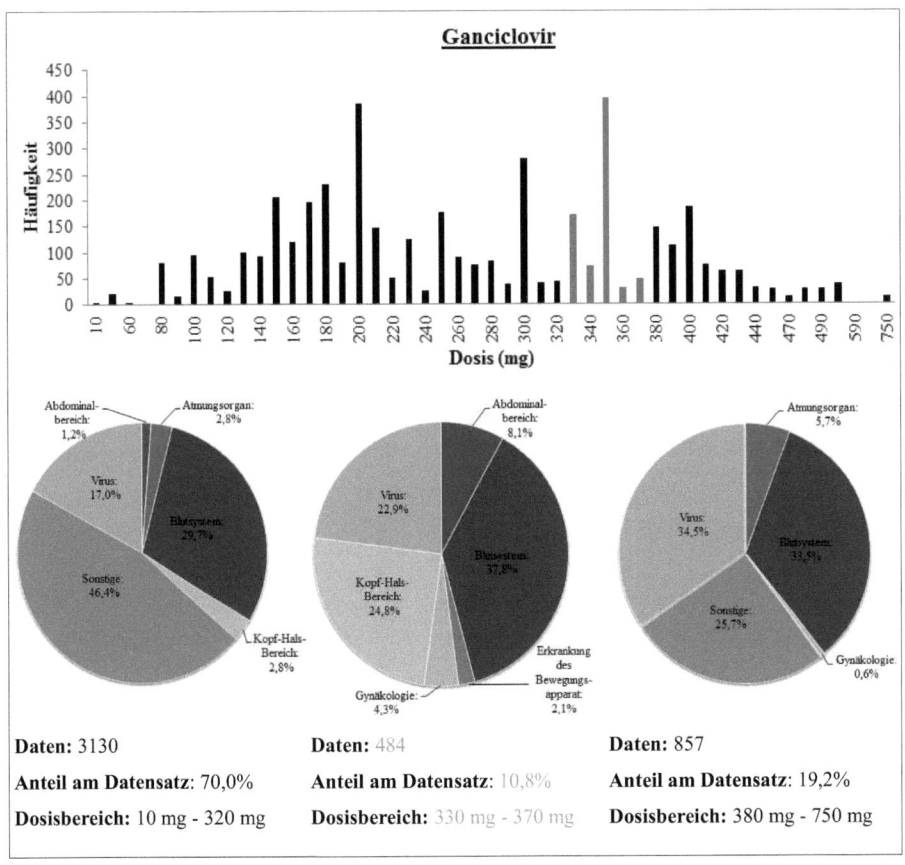

Das Histogramm von Ganciclovir zeigt ein Maximum zwischen 330 mg und 370 mg auf. Dieses lässt sich jedoch nicht gut erkennen, da die Dosierung sehr breit und ungleichmäßig verteilt ist.

Den Dosen des Maximums ist keine bestimmte Indikation zuzuordnen. Der Trend geht zur Indikation bei Erkrankungen des Blutsystems (37,8%).

Irinotecan		
Gruppe: Topoisomerase-I-Hemmstoff		

Indikation	**Dosierung**	**Dosis für Standardpatient**
fortgeschrittene kolorektale Karzinome	in Kombination mit 5-Fluorouracil und Folinsäure: 180 mg/m²	306 mg
	350 mg/m²	595 mg

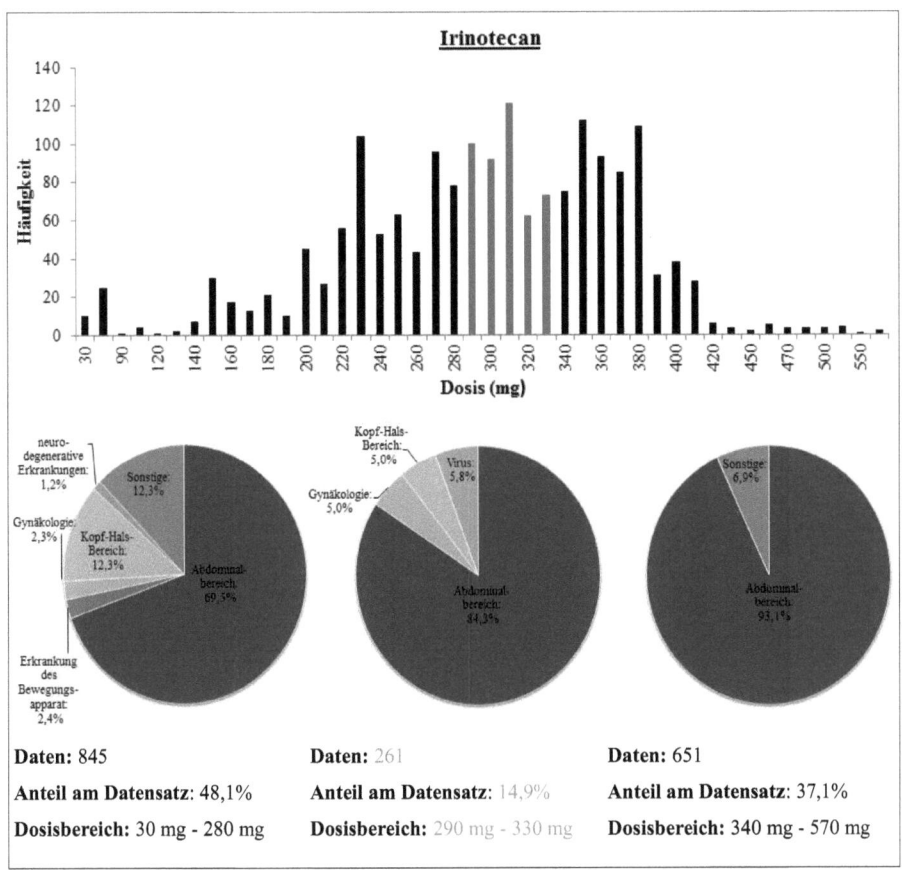

Daten: 845

Anteil am Datensatz: 48,1%

Dosisbereich: 30 mg - 280 mg

Daten: 261

Anteil am Datensatz: 14,9%

Dosisbereich: 290 mg - 330 mg

Daten: 651

Anteil am Datensatz: 37,1%

Dosisbereich: 340 mg - 570 mg

Das Histogramm von Irinotecan zeigt ein Maximum zwischen 290 mg und 330 mg. Dieses sticht aber nicht hervor, da im Dosisbereich von 230 mg bis 380 mg die Dosen ähnlich häufig verabreicht worden sind. Die übrigen Dosen sind im Vergleich dazu relativ wenig verschrieben worden.

Dem Dosisbereich des Maximums ist eine eindeutige Indikation bei Erkrankungen des Abdominalbereichs (84,3%) zuzuordnen.

Topotecan		
Gruppe: Topoisomerase-I-Hemmstoff		

Indikation	**Dosierung**	**Dosis für Standardpatient**
Cervixkarzinome	in Kombination mit Cisplatin: 0,75 mg/m²	1,275 mg
metastasierende Ovarialkarzinome,	Cl_{Kr} 20 - 39 ml/min: 0,75 mg/m²	1,275 mg
rezidivierte kleinzellige Bronchialkarzinome	1,5 mg/m²	2,55 mg

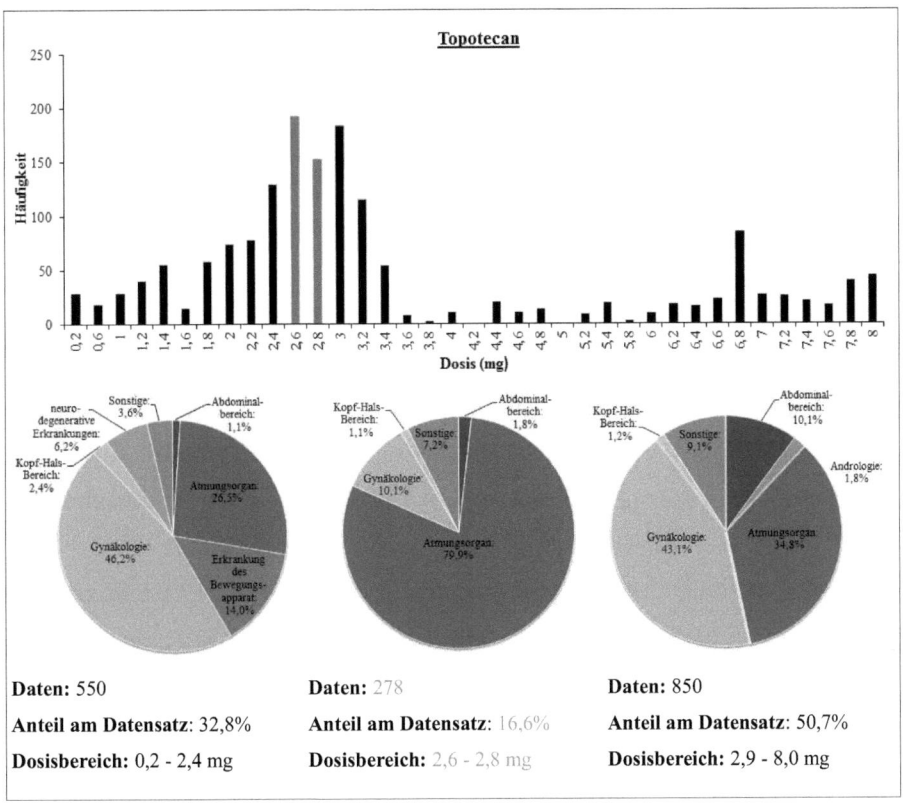

Daten: 550

Anteil am Datensatz: 32,8%

Dosisbereich: 0,2 - 2,4 mg

Daten: 278

Anteil am Datensatz: 16,6%

Dosisbereich: 2,6 - 2,8 mg

Daten: 850

Anteil am Datensatz: 50,7%

Dosisbereich: 2,9 - 8,0 mg

Das Histogramm von Topotecan weist ein Maximum zwischen 2,6 mg und 2,8 mg auf. Dieses ist aber nicht sehr ausgeprägt. Im niedrigen Dosisbereich ist der Wirkstoff im Vergleich zu höherem häufiger verabreicht worden.

Dem Dosisbereich des Maximum ist eine eindeutige Indikation bei Erkrankungen der Atmungsorgane (79,9%) zuzuordnen.

5 Diskussion

5.1 Bewertung der Methodik

In der vorliegenden Bachelorarbeit sollte untersucht werden, ob die Einführung von festen Dosisbereichen in der Onkologie sinnvoll oder eher unrealistisch ist. Dazu sind die Verordnungsdaten aus der Datenbank des Programms Zenzy für acht Wirkstoffe im Zeitraum vom 30.06.2010 - 30.06.2012 ausgewertet worden.

Im ersten Teil ist die physikalisch-chemische Stabilität dieser Wirkstoffe ermittelt worden, denn nur stabile Lösungen lassen sich im Voraus produzieren. Der Fachinformation des jeweiligen Wirkstoffes ist die Konzentration des Wirkstoffes entnommen worden, die zur Herstellung einer Infusionslösung benötigt wird. In der Datenbank Stabilis konnte mit der Angabe der Konzentration die Haltbarkeitsdauer der Infusionslösung bestimmt werden.

Die Haltbarkeitsdauer der Infusionslösungen wurde so für jeden Wirkstoff ermittelt. Hierbei zeigte sich, dass alle Zubereitungen aus diesen Wirkstoffen für mindestens 7 Tage und höchstens 365 Tage haltbar sind. Die verwendeten Wirkstoffe eignen sich somit hinsichtlich der physikalisch-chemischen Haltbarkeit für eine Chargen-herstellung.

Bei einer eventuellen Chargenherstellung sollte die Haltbarkeitsdauer der Infusionslösungen vorher noch einmal in eigenen experimentellen Versuchen überprüft werden. Denn in der Datenbank konnte nicht zu jeder Konzentration die genaue Stabilitätsangabe gefunden werden. Außerdem haben diejenigen, die die Stabilitäsdaten erhoben haben oft nur den bestimmten Zeitraum untersucht den sie für ihre Zwecke benötigten und danach das Experiment abgebrochen. Es kann also durchaus sein, dass manche Infusionslösungen länger haltbar sind oder durch Wahl eines anderen Materials, Lösungsmittel, Lichtschutz und Temperatur länger haltbar gemacht werden könnten.

Im zweiten Teil ist die Dosisverteilung der Wirkstoffe über einen Zeitraum von zwei Jahren analysiert worden. Da die Anzahl der ausgewerteten Daten relativ hoch ist, ist anzunehmen, dass sich das Ergebnis nicht signifikant verändert, wenn die Dosisverteilung über einen längeren Zeitraum betrachtet worden wäre.

Zunächst wurde ein Histogramm erstellt, indem die Häufigkeit an Verordnungen den einzelnen Dosisbändern zugeordnet worden ist. Zur Erstellung des Histogramms mussten die Dosen in Klassen eingeteilt werden, da die Dosishöhen zu unterschiedlich sind, um diese praktikabel zu verarbeiten. Durch Wahl der falschen Klassen könnten Informationen in den Daten verdeckt sein. Da es aber eine Toleranzgrenze zur Dosierung von Arzneimitteln gibt, ist das nicht entscheidend. Diese Darstellungsweise bietet eine gute Möglichkeit, die Dosisverteilung übersichtlich und anschaulich wiederzugeben.

Als nächstes erfolgte die nähere Betrachtung des Histogramms. Dafür ist zunächst das Dosis Maximum bestimmt worden. Die Toleranzgrenze zur Dosierung von Arzneistoffen beträgt +/- 5%. Aufgrund dessen ist das Maximum um diese Toleranzgrenze erweitert worden und die dazugehörigen Dosen wurden entsprechend grau unterlegt. Dieses führte zur Einteilung des Histogramms in drei Abschnitte: in den Bereich links des Maximums das niedrigen Dosierungen entspricht, das Maximum das den mittleren Dosierungen entspricht und in den Bereiche rechts des Maximums das hohen Dosierungen entspricht. Anschließend wurden in jedem Bereich den Dosen die entsprechenden Diagnosen zugeordnet. Die Diagnosen sind in Gruppen nach dem Entstehungsort der onkologischen bzw. entzündlichen Erkrankungen im Körper zusammengefasst und als Kreisdiagramme dargestellt worden.

Dem Kreisdiagramm kann für die niedrigen, mittleren und hohen Dosierungen der prozentuale Anteil der Entstehungsorte der Krankheiten entnommen werden. In Verbindung mit dem Histogramm können den Dosierungen die Dosisbereiche zugeordnet werden.

Es ist anzumerken, dass bei der Einteilung der Gruppen nur der Entstehungsort der Krankheit berücksichtigt worden ist. Es ist nicht explizit darauf geachtet worden, dass nur die Diagnosen zusammengefasst werden, die auch gleich dosiert werden. Hier läge eine Möglichkeit zur Optimierung in der Auswertung. Außerdem wäre zu überlegen die Verordnungsdaten noch einmal über einen längeren Zeitraum auszuwerten. Zeigt sich keine signifikante Änderung in den Ergebnissen, kann mit Sicherheit gesagt werden, dass der Zeitraum von zwei Jahren ausreicht, um die Dosisverteilung hinreichend zu beschreiben. Es könnten dann weitere Wirkstoffe über diesen Zeitraum ausgewertet und dadurch Zeit und Arbeit erspart werden.

5.2 Bewertung der Ergebnisse

Das Histogramm von **Carboplatin** weist ein Maximum *zwischen 480 mg und 530 mg* auf. Die Dosen des Maximums lassen sich tendenziell *gynäkologischen Erkrankungen* zuordnen.

Laut der Fachinformation ist die Dosis für den Standardpatienten bei einem *Ovarialkarzinom 680 mg*. Die Dosis an Wirkstoff wird dabei nach der Körperoberfläche berechnet und bezieht sich beim Standardpatienten auf eine Körperoberfläche von 1,7 m². An Ovarialkarzinomen können aber nur Frauen erkranken und diese haben eine kleinere Körperoberfläche von durchschnittlich 1,5 m². Dadurch lassen sich die unterschiedlichen Dosishöhen zwischen dem Histogramm und der Fachinformation erklären. Ein weiterer Grund dafür könnte sein, dass die Dosierung von Carboplatin bei einer eingeschränkten Nierenfunktion angepasst werden musste. Dann wird nicht mehr nach der Körperoberfläche dosiert, sondern nach einem angestrebten AUC-Wert.

Zusammenfassend kann gesagt werden, dass sich die Dosierung von Carboplatin an der Dosierungsempfehlung der Fachinformation orientiert. Für den mittleren Dosisbereich könnte bei gynäkologischen Erkrankungen und Erkrankungen der Atmungsorgane die Einführung von Dose Banding lohnenswert sein.

Das Histogramm von **Cisplatin** zeigt ein Maximum bei *40 mg* und lässt sich tendenziell Indikationen bei *Erkrankungen der Atmungsorgane* zuordnen.

Laut der Fachinformation ist die Dosis für den Standardpatienten bei einem *kleinzelligen Bronchialkarzinom 136 mg*. Bei einem *nicht kleinzelligen Bronchialkarzinom* richtet sich die Dosierung nach der Kombination mit einem weiteren Zytostatikum und liegt *zwischen 85 mg und 170 mg*. Es ist ein deutlicher Unterschied in den Dosishöhen zwischen dem Histogramm und der Fachinformation zu erkennen. In der Fachinformation wird auf eine kombinierte Radio-Chemotherapie mit Cisplatin hingewiesen. Die benötigte Dosis an Wirkstoff dazu ist der Fachliteratur zu entnehmen. Die unterschiedlichen Dosishöhen könnten sich dadurch erklären lassen, dass bei einer Radio-Chemotherapie eine geringere Dosis an Wirkstoff verabreicht wird.

Abschließend ist festzustellen, dass sich die in der Auswertung gefundenen Dosierungen von Cisplatin nicht an der Dosierungsempfehlung der Fachinformation orientierten. Für den mittleren Dosisbereich könnte die Einführung von Dose Banding lohnenswert sein. Dieser Dosisbereich lässt sich keiner eindeutigen Indikation zuordnen.

Das Histogramm von **Cyclophosphamid** weist ein Maximum *zwischen 1000 mg und 1100 mg* auf. Diesen Dosen lassen sich Indikationen bei *Erkrankungen des Blutsystems* sowie bei *gynäkologischen Erkrankungen* zuordnen.

Laut der Fachinformation ist die Dosis für den Standardpatienten bei einem *Ovarial- und Mammakarzinom zwischen 850 mg und 1275 mg* und bei einer *akuten/chronischen lymphatischer Leukämie zwischen 680 mg und 1105 mg*. Es ist kein signifikanter Unterschied in den Dosishöhen zwischen dem Histogramm und der Fachinformation zu erkennen. Die wenigen Abweichungen die sich ergeben, könnten dadurch erklärt werden, dass die Körperoberfläche der behandelten Patienten nicht mit der Körperoberfläche des Standardpatienten übereinstimmt.

Schlussendlich ist zu sagen, dass sich die Dosierung von Cyclophosphamid an der Dosierungsempfehlung der Fachinformation orientiert. Für den niedrigen und mittleren Dosisbereich könnte die Einführung von Dose Banding aufgegriffen werden. In diesem Dosisbereich geht die Tendenz zur Indikation bei Erkrankungen des Blutsystems und zu gynäkologischen Erkrankungen.

Das Histogramm von **Docetaxel** weist ein Maximum *zwischen 140 mg und 160 mg* auf. Die Dosen des Maximums lassen sich *gynäkologischen Erkrankungen* zuordnen. Laut der Fachinformation ist die Dosis für den Standardpatienten bei einem *Mammakarzinom* entweder *127,5 mg oder 170 mg*. Dies ist davon abhängig, ob und mit welchem Zytostatikum Docetaxel kombiniert wird. Es ist kein großer Unterschied in den Dosishöhen zwischen dem Histogramm und der Fachinformation zu erkennen. Die Abweichungen die sich ergeben, könnten dadurch erklärt werden, dass der Wirkstoff nach der Körperoberfläche dosiert wird und die behandelten Frauen eine kleinere Körperoberfläche haben als für den Standardpatienten festgelegt ist.

Zusammenfassend kann gesagt werden, dass sich die Dosierung von Docetaxel an der Dosierungsempfehlung der Fachinformation orientiert. Es ist keine klare Häufung der Dosen festzustellen, sodass die Einführung von Dose Banding nicht lohnenswert wäre.

Das Histogramm von **Doxorubicin** zeigt ein Maximum bei *20 mg* und lässt sich Indikationen bei *Erkrankungen des Blutsystems* zuordnen.

Laut der Fachinformation ist die Dosis für den Standardpatienten bei einem *multiplen Myelom* und bei einer *akuten lymphatischen und myeloischen Leukämie zwischen 102 mg und 127,5 mg*. Wird Doxorubicin mit anderen Zytostatika kombiniert liegt die Dosis *zwischen 51 mg und 102 mg*. Es ist ein deutlicher Unterschied in den Dosishöhen zwischen dem Histogramm und der Fachinformation zu erkennen. Die Unterschiede könnten sich dadurch erklären, dass die Dosis an Wirkstoff bei Patienten mit eingeschränkter Knochenmarkreserve, eingeschränkter Nieren- und Leberfunktion und bei immunsupprimierten Patienten angepasst werden muss. Außerdem sind die Dosierungsempfehlungen der Fachinformation sehr allgemein gehalten und nicht auf eine bestimmte Diagnose bezogen. Bei einer bestehenden Herzschädigung sollte Doxorubicin sehr vorsichtig dosiert werden, da es sehr viele

Nebenwirkungen hat, unter anderem ist es kardiotoxisch.

Abschließend ist festzustellen, dass sich die Dosierung von Doxorubicin nicht an der Dosierungsempfehlung der Fachinformation orientiert. Für den mittleren Dosisbereich könnte bei Erkrankungen des Blutsystems die Einführung von Dose Banding sehr lohnenswert sein.

Das Histogramm von **Ganciclovir** weist ein Maximum *zwischen 330 mg und 370 mg* auf. Diesen Dosen lassen sich tendenziell Indikationen bei *Erkrankungen des Blutsystems* zuordnen.

Unter der Gruppe Erkrankungen des Blutsystems sind folgende Diagnosen zusammengefasst worden: Akute lymphatische und myeloische Leukämie, Herztransplantation, multiples Myelom und Myelodysplatisches Syndrom. In der Fachinformation von Ganciclovir steht zu den oben genannten Diagnosen keine Angabe zur Dosierung des Wirkstoffes.

Schlussendlich ist zu sagen, dass die Dosierung von Ganciclovir bei diesen Diagnosen nicht auf den Angaben der Fachinformation beruht. Für den niedrigen und mittleren Dosisbereich könnte die Einführung von Dose Banding aufgegriffen werden. Diesem Dosisbereich ist aber keine eindeutige Indikation zuzuordnen.

Das Histogramm von **Irinotecan** weist ein Maximum *zwischen 290 mg und 330 mg* auf. Diesem Dosisbereich ist eine eindeutige Indikation bei Erkrankungen des *Abdominalbereichs* zuzuordnen. Laut der Fachinformation beträgt die Dosis für den Standardpatienten bei einem *kolorektalen Karzinom 595 mg*. Wird Irinotecan mit anderen Zytostatika kombiniert beträgt die Dosis *306 mg*. Es ist ein Zusammenhang der Dosishöhen zwischen dem Histogramm und der Fachinformation zu erkennen. Die wenigen Abweichungen die sich ergeben, könnten dadurch erklärt werden, dass die Körperoberfläche der behandelten Patienten nicht mit der Körperoberfläche des

Standardpatienten übereinstimmt. Ein weiterer Grund könnte sein, dass bei Erkrankungen des Abdominalbereichs nicht nur kolorektale Karzinome zu beachten sind, sondern auch z.b. Blinddarm- und Dünndarmkarzinome. Zu diesen Diagnosen ist in der Fachinformation keine Dosierungsempfehlungen angegeben.

Zusammenfassend kann gesagt werden, dass sich die Dosierung von Irinotecan an der Dosierungsempfehlung der Fachinformation orientiert. Es ist keine klare Häufung der Dosen festzustellen, sodass die Einführung von Dose Banding nicht lohnenswert wäre.

Das Histogramm von **Topotecan** weist ein Maximum *zwischen 2,6 mg und 2,8 mg* auf. Diesem Dosisbereich ist eine eindeutige Indikation bei *Erkrankungen der Atmungsorgane* zuzuordnen.

Laut der Fachinformation beträgt die Dosis für den Standardpatienten bei einem *kleinzelligen Bronchialkarzinom* mit einer eingeschränkten Nierenfunktion *1,275 mg* und mit einer normalen Nierenfunktion *2,55 mg*. Es ist ein Zusammenhang der Dosishöhen zwischen dem Histogramm und der Fachinformation zu erkennen. Die wenigen Abweichungen die sich ergeben, könnten dadurch erklärt werden, dass die Körperoberfläche der behandelten Patienten nicht mit der Körperoberfläche des Standardpatienten übereinstimmt. Ein weiterer Grund könnte sein, dass bei Erkrankungen der Atmungsorgane nicht nur Bronchialkarzinome behandelt werden, sondern auch nicht kleinzellige Bronchialkarzinome und alveoläre Pneumonien. Zu diesen Diagnosen ist in der Fachinformation keine Dosierungsempfehlungen angegeben.

Schlussendlich ist zu sagen, dass sich die Dosierung von Topotecan an der Dosierungsempfehlung der Fachinformation orientiert. Für den niedrigen und mittleren Dosisbereich könnte bei Erkrankungen der Atmungsorgane die Einführung von Dose Banding aufgegriffen werden.

5.3 Fazit

In der vorliegenden Bachelorarbeit ist erstmalig die Fragestellung untersucht worden, ob die Einführung von festen Dosisbereichen für die bei der Behandlung von Krebspatienten eingesetzten Zytostatika sinnvoll und möglich ist.

Dazu sind die Verordnungsdaten folgender acht Wirkstoffe über einen Zeitraum von zwei Jahren ausgewertet worden: Carboplatin, Cisplatin, Cyclophosphamid, Docetaxel, Doxorubicin, Ganciclovir, Irinotecan und Topotecan.

Zusammenfassend kann gesagt werden, dass für diese Wirkstoffe mit Ausnahme von Docetaxel und Irinotecan für bestimmte Dosisbereiche die Einführung von Dose Banding diskutiert werden sollte. Auf Basis der in dieser Arbeit erhobenen Daten kann aber noch keine allgemeingültige Empfehlung für Dose Banding abgeleitet werden.

Dose Banding bietet eine alternative Methode zur Dosierung von zytostatischen Wirkstoffen. Nach dem derzeitigen Stand der Wissenschaft ist nicht bewiesen, dass eine Patienten individuelle Dosierung nach dem Körpergewicht oder der Körperoberfläche einen eindeutigen Therapievorteil bedeutet. Bei der Dosierung von Zytostatika ist allerdings darauf zu achten, dass diese Wirkstoffe eine sehr geringe therapeutische Breite besitzen. Bei manchen Wirkstoffen führt eine Überdosierung zu erhöhter Toxizität und verstärkt die ohnehin nicht unerheblichen Nebenwirkungen der Chemotherapeutika.

Letztendlich ist festzuhalten, dass durch die Einführung von festen Dosisbereichen Chemotherapeutika, die eine ausreichende Langzeitstabilität aufweisen, gebrauchs-fertig als Infusionslösungen oder Spritzen im Voraus produziert werden könnten. Die wichtigsten Vorteile die sich daraus ergeben sind, dass durch die Chargenproduktion Fehlerquellen bei der Herstellung minimiert und Kosten gespart werden.

Gegenstand der hier vorliegenden Arbeit ist es, eine verbesserte Möglichkeit zur Dosierung von Zytostatika aufzuzeigen. Dem Erfolg einer Chemotherapie liegt dabei natürlich die Wahl des richtigen Medikaments zugrunde.

6 Literaturverzeichnis

[1] Plumridge RJ, Sewell GJ: "Dose banding of cytotoxic drugs: a new concept in cancer chemotherapy" (2001), American Journal of Health-System Pharmacy (Vol. 58/ P. 1760-4).

[2] Chatelut E, White-Koning ML, Mathijssen RH, Puisset F, Baker SD, Sparreboom A.: "Dose banding as an alternative to body surface area-based dosing of chemo-therapeutic agents" (2012), British Journal of Cancer (Vol. 107/ Issue 7/ P. 1100-6).

[3] Dr. Heni - Software GmbH & Co. KG, Kirchzarten, Version 2.31 Build 9.

[4] http://www.krebshilfe.de/krebszahlen.html (abgerufen am 15.12.2012).

[5] Sarah Majorczyk und Experten der Deutschen Krebsgesellschaft: "Das Krebsbuch: Die Volkskrankheit verstehen, erkennen, behandeln, vermeiden" (2011), Verlag Zabert Sandman GmbH (1. Auflage).

[6] Dr. Charlotte Kloft: "Zytostatika individuell dosieren" (2004), Pharmazeutische Zeitung (25. Ausgabe).

[7] H.-J.Schmoll, K. Höffken, K. Possinger: "Kompendium Internistische Onkologie Standards in Diagnostik und Therapie, Band 1: Epidemiologie, Tumorbiologie, Zytostatika, Prinzipien der Tumortherapie, Supportive Maßnahmen" (2005), Springer Verlag (4. Auflage).

[8] Helmut Hahn, Stefan H.E. Kaufmann, Thomas F. Schulz, Sebastian Suerbaum:"Medizinische Mikrobiologie und Infektiologie" (2008), Springer Verlag (6. Auflage).

[9] 4.0, unter: *http://www.stabilis.org* (abgerufen am 04.10.2012).

[10] Dr. Judith Thiesen und Prof. Dr. Irene Krämer, Stand Oktober 2010 (5. Auflage).

[11] Fachinformation des pharmazeutischen Wirkstoffes.

[12] ChemSketch, Version 12.0 Rel. 2.

[13] Zenzy, unter: *http://heni-software.de* (abgerufen am 05.11.2012).

[14] Microsoft Excel 2010, Version 14.0.

[15] „7.2.96 Gleichförmigkeit des Gehalts einzeln dosierter Arzneimittel: Prüfung A" (2011), Europäische Arzneibuch (7. Auflage).

[16] Kaestner S, Sewell G.: "A sequential temperature cycling study for the investigation of carboplatin infusion stability to facilitate 'dose-banding'" (2007), Journal Oncology Pharmacy Practice (Vol. 13/ Issue 2/ P. 119-126).

[17] Diaz Amador F, Sevilla Azzati E, Herreros de Tajeda y Lopez-Coterilla A.: "Stability of carboplatin in polyvinyl chloride bags" (1998), American Journal of Health-System Pharmacy (Vol. 55/ P. 602, 604).

[18] Sewell G.: "Physical and chemical stability of cisplatin infusions in PVC" (2010), European Journal of Oncology, (Vol. 4/ Issue 3/ P. 11-13).

[19] Fresenius Kabi: "Dossier technique Freeflex®" (2003).

[20] Rochard E, Barthes D, Courtois P.: "Stability of cisplatin in ethylene vinylacetate portable infusion-pump reservoirs" (1992), Journal of Clinical Pharmacy and Therapeutics (Vol. 17/ P. 315-318).

[21] Dine T, Lebegue S, Benaji B, Gressier B, Segard V, Goudaliez F, Luyckx M, Brunet C, Mallevais ML, Kablan J, Cazin M, Cazin JC: "Stability and compatibility studies of four cytostatic agents (fluorouracil, dacarbazine, cyclophosphamide and ifosfamide) with PVC infusion bags" (1994), Pharmaceutical Sciences Communications (Vol. 4/ P. 97-101).

[22] Beijnen JH, van Gijn R, Challa EE, Kaijser GP, Underberg WJM.: "Chemical stability of two sterile, parenteral formulations of cyclophosphamide (Endoxan) after reconstitution and dilution in commonly used infusion fluids"(1992), Journal of Pharmaceutical Sciences (Vol.46/ P. 111-116).

[23] MacLeod S, Sewell G.: "Physical and chemical stability of docetaxel infusions"(2011),European Journal of Hospital Pharmacy (Vol. 17/ Issue 2/ P. 39-43).

[24] Hoffman DM, Grossano DD, Damin LA, Woodcock TM: "Stability of refrigerate and frozen solutions of doxorubicin hydrochloride" (1979), American journal of hospital pharmacy (Vol. 36/ P. 1536-1538).

[25] Ebewe Pharma: "Stability of doxorubicin "Ebewe" infusion solutions" (2007).

[26] Phaypradith S, Vigneron J, Perrin A, Durney-Archeray MJ, Hoffman MA, Hoffman M.: "Stability of ganciclovir sodium (Cymeven*) after dilution in PVC infusions and polypropylene syringes"(1992), Journal de pharmacie de Belgique (Vol. 47/ P. 494-498).

[27] Frésénius - personal communication: "Etude complémentaire de stabilité physicochimiqued'Irinotecan Kabi 20 mg/ml, solution à diluer pour perfusion" (2009).

[28] Krämer I, Thiesen J.: "Stability of topotecan infusion solutions in polyvinyl-chloride bags and elastomeric portable infusion devices" (1999), Journal Oncology Pharmacy Practice (Vol. 5/ P. 75-8).

[29] Krämer I, Thiesen J.: "Pharmazeutische Aspekte von Topotecan-infusionen" (1997), TAP Pharmazeutische Zeitung (Vol. 31/ P. 30-33).

[30] Patel K, Craig SB, McBride MG, Palepu NR.: "Microbial inhibitory properties and stability of topotecan hydrochloride injection" (1998), American Journal of Health-System Pharmacy (Vol. 55/ P. 1584-1587).

7 Anhang

7.1 Abkürzungsverzeichnis

Abkürzung	Erklärung
AUC	Area under the curve
Cl_{Kr}	Creatinin-Clearance
EVA	Ethylenvinylacetat
GFR	Glomeruläre Filtrationsrate
HCl	Hydrochlorid
k.A.	keine Angabe
Konz.	Konzentration
KOF	Körperoberfläche
Ls.	Lichtschutz
LM	Lösungsmittel
o.	oder
mg	Milligramm
ml	Milliliter
POF	Polyolefin
PP	Polypropylen
PV	Polyvinylchlorid
RT	Raumtemperatur
Temp.	Temperatur
WS	Wirkstoff

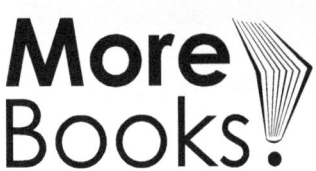
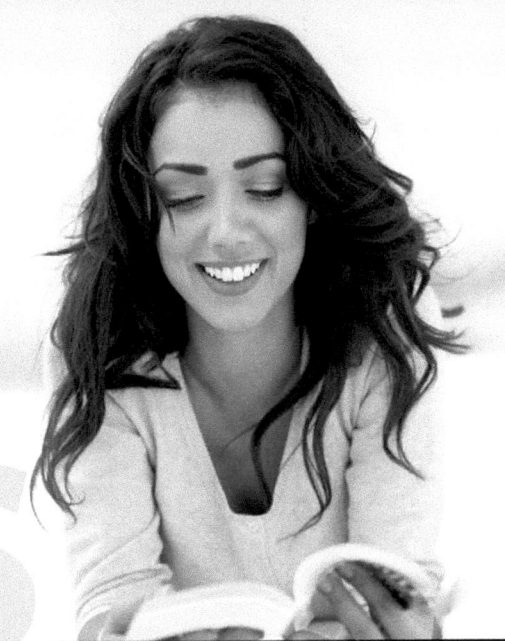
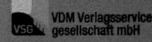

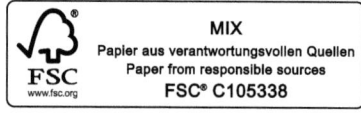

Printed by Books on Demand GmbH, Norderstedt / Germany